PUBLICATIONS DU *PROGRÈS MÉDICAL*

FISTULES BRANCHIALES

A PAROI COMPLEXE

Gaîne musculaire striée, Glandules et Diverticules

DÉDUCTIONS THÉRAPEUTIQUES

PAR

Le Dr LEJARS,

Chirurgien des hôpitaux de Paris.

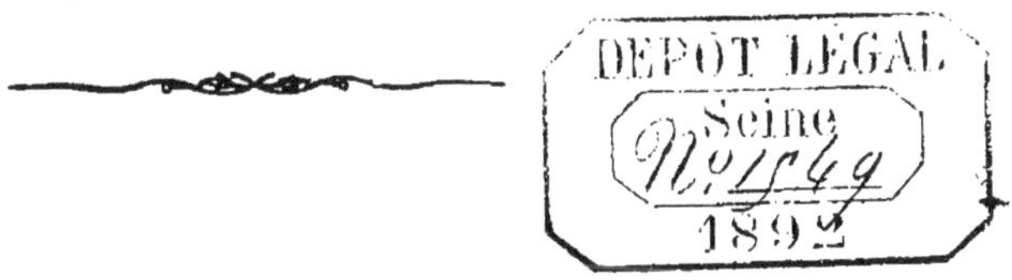

PARIS

AUX BUREAUX DU
PROGRÈS MÉDICAL
14, rue des Carmes, 14

E. LECROSNIER et BABÉ
ÉDITEURS
Place de l'École-de-Médecine.

1892

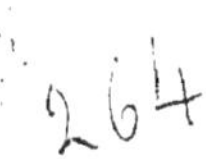

FISTULES BRANCHIALES

A PAROI COMPLEXE

Gaine musculaire striée, Glandules et Diverticules

DÉDUCTIONS THÉRAPEUTIQUES

Il semble que tout n'ait pas été dit sur la structure des fistules congénitales du cou, et que leur paroi soit plus complexe encore, dans quelques cas au moins, qu'on ne l'admettait jusqu'ici. On a surtout étudié le revêtement interne de ces conduits et les différents types d'épithélium, épithélium pavimenteux stratifié, épithélium vibratile, qu'on y rencontre d'ordinaire ; on s'est moins appesanti sur les autres couches : « La paroi qui supporte la couche épithéliale, écrit Robin (1), est principalement formée de tissu élastique et de faisceaux de tissu conjonctif. On n'y remarque aucune glande. » Aussi est-ce surtout la paroi interne, muqueuse, organisée de toutes pièces en membrane et couverte d'une lame épaisse d'épithélium, qui a été incriminée dans la pathogénie des récidives. Elle n'es pas seule coupable : il est d'autres éléments de structure qui expliquent les difficultés thérapeutiques et le nombre des échecs. Et ce ne sont pas là de vains détails d'anatomie pathologique : l'intérêt pratique de ces faits est tout autre, et une connaissance aussi complète que possible de l'état anatomique des trajets fistuleux est seule susceptible de dicter le choix du meilleur mode opératoire.

Au Congrès français de Chirurgie de 1886, M. Cusset (2), reprenant une question où sa compétence est toute spéciale (3), insistait sur l'existence « de petites

---

(1) Robin. — Thèse de doct. de Demoulin, 1866.

(2) Cusset (de Lyon). — *Kystes et fistules d'origine branchiale. Congrès français de Chirurgie*, 1886, p. 553.

(3) Cusset. — *Etude sur l'appareil branchial des Vertébrés.* Thèse doct., 1877.

glandules qui constituent de véritables prolongements de la fistule », et il en donnait une remarquable observation, que nous utiliserons plus loin. On trouve épars quelques faits analogues. Celui que nous allons rapporter et figurer révèle un état d'organisation plus élevé encore et une texture plus compliquée : non seulement il existait, annexé à une fistule borgne externe, *un nodule glandulaire*, de volume relativement notable et de structure identique aux glandes du pharynx, mais *un long faisceau musculaire strié* formait gaine autour du conduit fistuleux, et, plus haut, poursuivait sa route, pour aller se perdre dans la charpente musculaire du pharynx.

Voici le fait. J'ai présenté la pièce à la *Société d'Anthropologie* le 6 février 1890, en y joignant une description sommaire et en insistant surtout sur l'intérêt anatomique de ce « muscle symétrique pharyngo-cutané. »

Il s'agissait d'un homme d'une quarantaine d'années, qui servait aux dissections de mon pavillon, à l'Ecole pratique. A la face antéro-latérale droite du cou, à deux doigts environ au-dessus de l'articulation sterno-claviculaire et sur le bord antérieur du sterno-mastoïdien, on trouvait un orifice étroit, de 1 mill. 1/2 à peu près, arrondi, régulier et encerclé, dans un très court rayon, d'une peau rougeâtre, amincie et comme cicatricielle (1). Un stylet fin pénétrait sans obstacle dans l'orifice, et, de là, un peu obliquement, remontait dans un étroit conduit jusqu'à la hauteur de l'espace thyro-hyoïdien : on le suivait au doigt, sous la peau, à la partie inférieure du cou ; plus haut, il cessait d'être facilement perceptible et semblait se perdre dans la profondeur. Le petit conduit était à peu près sec, ce qui, sur le cadavre, n'avait aucune signification. Du côté droit du cou, il n'existait aucune trace d'orifice, aucune dépression, aucun « signe. »

Cela ressemblait fort à une fistule branchiale : le siège de l'orifice cutané, la direction et l'étroitesse du trajet, l'aspect muqueux qu'il présentait au niveau de son évasement extérieur, tout en rappelait les caractères. A la dissection, on découvrit un long faisceau charnu, rougeâtre, strié en long,

---

(1) On a signalé depuis longtemps cet aspect cicatriciel de la peau, au pourtour de l'orifice des fistules branchiales.

d'apparence nettement musculaire : il suivait le bord du sterno-mastoïdien, puis s'insinuait au-dessous de lui, à peu près à la hauteur du cricoïde et, croisant le paquet vasculo-nerveux, il s'en allait jusqu'au pharynx, s'incurvait un peu, en

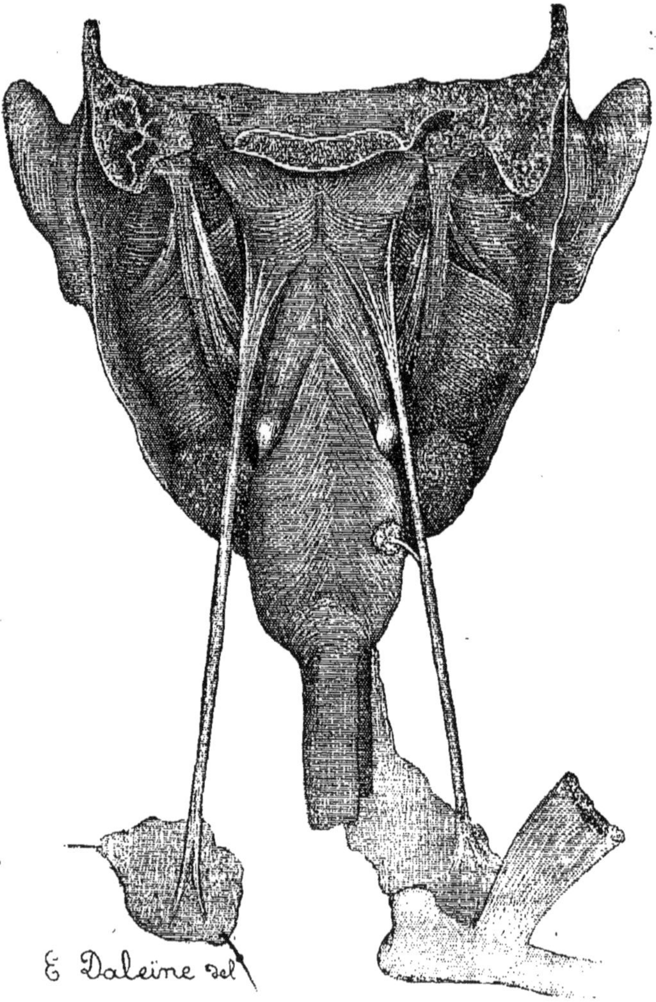

Fig. 1. — A droite, fistule borgne, glandule, gaine musculaire striée ; à gauche, faisceau musculaire strié pharyngo-cutané.

s'élargissant, et venait mêler ses fibres à celles du constricteur supérieur et prendre place à côté d'elles : grâce à une traction légère, on les suivait jusqu'à l'aponévrose pharyngée, où elles prenaient attache.

Ces fibres charnues engainaient le conduit borgne où plongeait le stylet : ce long canalicule, arrondi sur la coupe, à paroi propre grisâtre et fibreuse, se terminait bien en cul-de-sac à la hauteur du bord supérieur du cartilage thyroïde, comme l'avait montré le cathétérisme. Mais, non loin de cette extrémité supérieure, un petit nodule jaunâtre, finement bosselé, gros comme un pois, était accolé au tractus musculaire ; on crut d'abord à un simple lobule graisseux, mais un examen plus soigné montra vite que la petite masse se divisait en une série de grains et qu'un canal excréteur en émergeait, traversait la gaine charnue et venait s'ouvrir dans le conduit fistuleux, près de son cul-de-sac terminal. On aurait dit une petite glande salivaire, et, de fait, l'examen histologique, que nous allons rapporter dans un instant, confirma la réalité de cette structure glandulaire.

Sur le côté gauche du cou, on ne voyait rien à la surface de la peau, mais, par la dissection, il fut aisé de retrouver la même bandelette charnue pharyngo-cutanée, entièrement symétrique à celle du côté droit, mais cette fois isolée, sans glandule ni conduit fistuleux et, comme un muscle surnuméraire, s'attachant, en haut, au pharynx, en bas, à la face profonde de la peau, près du sternum, au point où s'ouvrait, à droite, l'orifice fistuleux (Voyez *Fig.* 1).

Restait à faire la preuve histologique de la nature des deux bandelettes charnues et du nodule glanduliforme. Mon ami, le Dr Girode, préparateur d'histologie à la Faculté, voulut bien se charger de cet examen. Je transcris la note qu'il m'a remise : les *Fig.* 2 et 3, dessinées d'après les coupes de la glandule et du conduit fistuleux, rendront la description évidente pour les yeux.

Examen histologique. — Quoique les pièces proviennent d'un cadavre déjà notablement altéré, les coupes sont encore suffisantes pour permettre un diagnostic microscopique précis.

A. — Le premier fragment se montre constitué par une glande acineuse multilobulaire, qui rappelle les acini salivaires à épithélium muqueux et plus spécialement les glandes conglomérées des bords de la langue. Les acini sont généralement arrondis, serrés, de diamètre uniforme ; sur quelques points ils se groupent et s'entourent d'une légère atmosphère conjonctive, pour figurer une sorte de disposition lobaire, du reste très rudimentaire. Entre les acini se voit une mince couche de tissu conjonctif fibroïde. Chaque acinus comprend une mince paroi, à peine distincte de l'atmosphère conjonctive ambiante, et un épithélium à grandes cellules polyédriques du type muqueux, sur une seule couche. Quelques acini sont pourvus d'une zone protoplasmique en croissant, vaguement nucléée. Quelques-uns des territoires représentant un lobe ou une portion de lobe sont, pour ainsi dire, incomplètement développés ; les acini correspondants sont petits, fortement tassés, quoique distincts, et chacun d'eux figure un petit amas nucléaire indifférent. Au centre d'une des coupes, on remarque la section d'un tube excréteur avec son épithélium cylindrique en désintégration cadavérique. L'ensemble de la glande est entouré d'une couche de tissu conjonctif adulte,

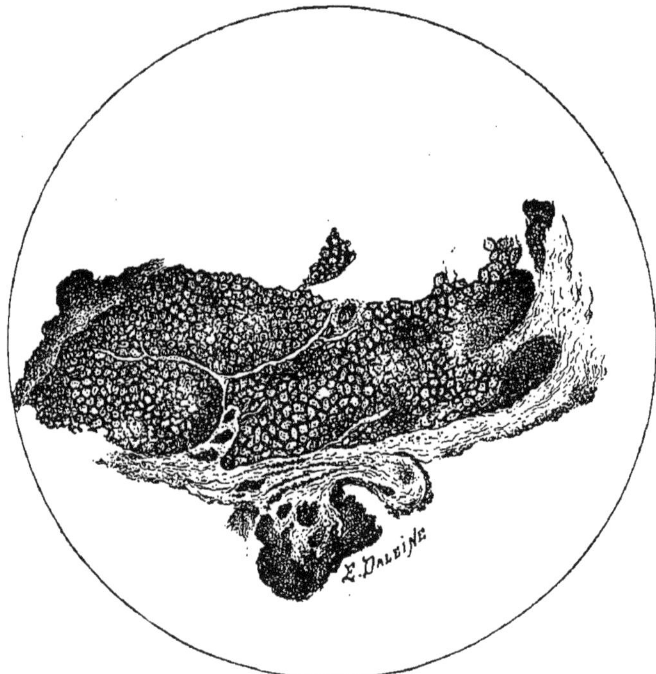

Fig. 2. — Coupe de la glandule acineuse.

dans lequel sont disséminées, par places et jusqu'au contact de la glande même, des fibres musculaires striées d'aspect normal. La vascularisation de la glande paraît assez peu développée : l'enveloppe conjonctive montre quelques rares vaisseaux qui s'y jettent.

B. — Les coupes de l'autre fragment, vues par transparence, présentent au centre un orifice ovoïde régulier. Sous le microscope, cet orifice paraît nettement correspondre à un canal enchâssé dans un faisceau musculaire strié, longitudinal, parfaitement normal. L'épithélium de ce conduit est presque complètement tombé ; par places, cependant, il en reste quelques vestiges, et même les cellules caduques s'y trouvent rassemblées en amas. Mais l'altération de ces éléments ne permet pas de fixer, d'une manière précise, à quel type appartient cet épithélium ; les vestiges cellulaires semblent plutôt constitués d'éléments allongés. La paroi propre est formée par du tissu conjonctif serré dont les faisceaux sont entremêlés, en quelques points seulement, de fibres

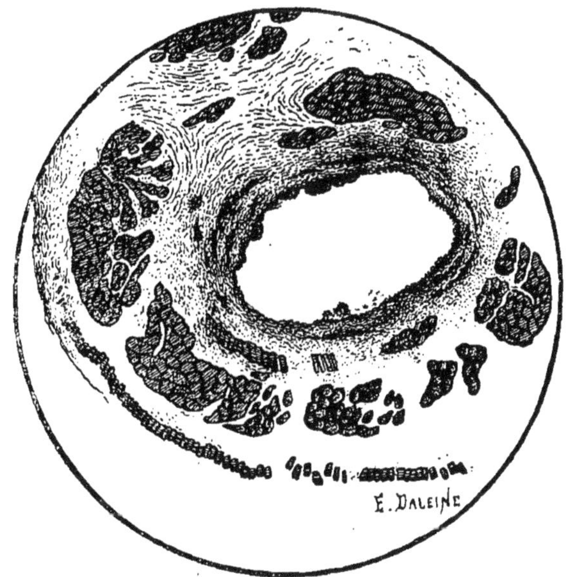

Fig. 3. — Coupe du conduit fistuleux ; sa paroi propre, engainée de faisceaux musculaires striés, coupés transversalement.

élastiques. Cette paroi, relativement très épaisse, par rapport à la lumière du conduit, offre, en quelques points, tout près de sa surface interne, des lacunes dans lesquelles se trouvent enserrés des faisceaux de fibres striées.

Il y avait donc, chez notre sujet : 1° A droite, *une fistule borgne externe*, enveloppée d'une *gaine musculaire striée*, qui, plus haut, se prolongeait en un fascicule isolé jusqu'à la couche musculaire du pharynx; annexée au conduit fistuleux, *une glandule*, bien conformée, pourvue d'un canal excréteur de 1 centim. de longueur et de structure rappelant celle de certaines glandes de la langue ou du pharynx. 2° A gauche, *une longue bandelette musculaire striée*, entièrement symétrique, et se fixant à la face profonde de la peau : véritable muscle pharyngo-cutané.

Est-ce là un fait isolé, et qui ne puisse passer que pour une exception non classée ? Nous avons déjà dit qu'il n'en était rien : glandule et gaine striée figuraient dans d'autres fistules congénitales du cou, et, si les faits n'abondent pas, leur netteté supplée au nombre.

Parlons d'abord de la gaine striée. Jusqu'ici, elle n'a guère été signalée, que nous sachions, que par Watson (1), dans un cas qu'il rapporte sous le nom de diverticule pharyngien, mais qui n'est, en réalité, qu'une fistule borgne interne, à long trajet, et dilatée à son embouchure pharyngée en un sac diverticulaire, comme le dit Kostanecki (2) (innere unvollständige Fistel zum Divertikelsacke ausgebuchtet) : le siège de ce long conduit, ses rapports profonds, son abouchement supérieur reproduisent fidèlement la disposition ordinaire des fistules congénitales. On en jugera. « La peau enlevée (il s'agit d'une autopsie), on trouve un organe *charnu*, qui s'étendait du tendon du digastrique, qui le croisait en dehors, jusqu'à la fourchette sternale. C'était, à un examen plus approfondi, *un conduit à paroi musculaire*, qui, dans sa partie supérieure, occupait l'intervalle des carotides interne et externe, tandis qu'en bas il devenait parallèle au bord antérieur du sterno-mastoïdien et restait à la surface des muscles sterno-hyoïdien et sterno-thyroïdien. Le conduit se terminait inférieurement par un cul-de-sac, rempli d'une matière graisseuse, analogue à celle qu'on trouvait dans la bouche et l'œsophage. Suivi au-dessus du digastrique, il se portait directement en dedans, atteignait la paroi pharyngienne, qu'il traversait au-dessus du muscle

---

(1) Watson. — *Notes on a remarcable case of pharyngeal diverticulum. Journal of Anatomy and Physiol.* May 1875, p. 134 (avec une planche).

(2) Kostanecki. — *Zur Kenntniss der Pharynxdivertikel des Menschen mit besonderer Berücksichtigung der Divertikelbildungen im Nasenrachenraum. — Virchow's Archiv*, 1889, Bd. 117, p. 108.

stylo-pharyngien, et s'ouvrait, par un étroit orifice en forme de fente, sur le bord libre du pilier postérieur, immédiatement derrière l'amygdale..... Le conduit était formé d'une couche musculaire et d'une couche muqueuse. *La couche musculaire se composait d'un seul plan de fibres disposées parallèlement au grand axe du conduit ;* les fibres circulaires qui figurent dans les autres portions du canal alimentaire y faisaient totalement défaut. Ces fibres étaient *striées* pour la plupart. La membrane muqueuse était toute semblable à celle de l'œsophage, épaisse, résistante et couverte d'un épithélium pavimenteux. On ne put se prononcer sur la présence ou l'absence de glandes, la pièce étant trop ancienne..... Le conduit recevait des filets nerveux, fournis par le glosso-pharyngien. »

Le cas de Watson est important, car il montre bien la série des transitions, des étapes successives, qui mènent du diverticule pharyngien à la fistule branchiale proprement dite : formes voisines d'un même type de malformation. Chez notre sujet, il n'y avait, à droite, ni fistule ni diverticule, pas même une simple dépression de la muqueuse pharyngée, mais une longue bandelette striée, bien rouge, bien dessinée, marquait le trajet ordinaire des diverticules et des fistules. Ainsi se trouve renouée toute la chaîne des intermédiaires ; muqueuse, glandes, couche musculaire striée, rien n'y manque, et l'on constate, dans les fistules branchiales, tous les éléments du conduit pharyngo-œsophagien : on ne saurait mieux démontrer leurs connexions évolutives avec le pharynx. « L'existence des nombreuses glandules, en grappe, sécrétant vraisemblablement du mucus, qui se trouvaient, partie en dehors de la gaine fibreuse, partie dans la couche sous-muqueuse du canal, jointe à la présence de l'épithélium vibratile, prouvait les rapports étroits de la fistule cervicale avec la muqueuse du pharynx. Comme les glandes du pharynx, d'après Kölliker, se développent au 4e mois, on peut en conclure que la fistule était encore, à cette époque, en communauté avec le pharynx (1). »

(1) Roth — *Ein Fall von Halskiemenfistel. Virchow's Archiv*, 1878, T. LXXII, p. 144.

Les *glandules péri-branchiales* affectent deux types : elles peuvent être multiples et disséminées autour du conduit fistuleux, ou bien isolées, agminées en un lobule unique et de volume relativement notable, comme dans le fait que nous avons rapporté (*Fig.* 1). La forme disséminée semble plus fréquente.

Roth, que nous citions, il y a un instant, a été le premier à signaler ces glandules, en 1878 : il s'agissait d'une fistule médiane du cou, siégeant au-dessus et très près du sternum, et d'aspect assez particulier ; une rigole rougeâtre, d'apparence muqueuse, de 1 centim. 1/2 de long sur 1/2 centim. de large, la surmontait : la rigole finissait en bas par une dépression en entonnoir, qui aurait pu loger un grain de chènevis, et c'était au fond de cet entonnoir qu'une fine sonde s'engageait dans la fistule et plongeait en bas et à gauche, à 2 centim. 1/2 de profondeur, jusqu'au-devant du manubrium sternal. Ce conduit fistuleux était enveloppé d'une gaine fibreuse qui lui venait de l'aponévrose cervicale superficielle, et son extrémité, en cul-de-sac, légèrement effilée, se rattachait à la première pièce du sternum par un mince fascicule tendineux. « Sur la gaine de ce conduit s'étagent des nodules grisâtres, au plus gros comme une tête d'épingle,— on en compte jusqu'à 13, — qui ressemblent à de petites glandes. En effet, l'injection du conduit fistuleux au bleu de Berlin remplit un de ces nodules ; à l'examen microscopique, on reconnut un canal excréteur, de 0 millim. 15, qui se divisait à plusieurs reprises dans l'intérieur de la petite glande, et portait à l'extrémité de chacun de ses ramuscules un groupe d'acini, au nombre de huit au plus, arrondis, de 0 millim. 04 à 0 millim. 068. Les acini sont composés d'une fine membrane propre, contenant épars des noyaux elliptiques, et de cellules glandulaires cubiques finement grenues, à noyau nucléolé clair, dont le protoplasma se troublait fortement par l'acide acétique et l'alcool. Entre les acini, de nombreux capillaires et du tissu conjonctif fibrillaire en petite quantité..... Les conduits excréteurs étaient formés de tissu conjonctif à fibres longitudinales avec des fibres élastiques disséminées, et un revêtement épithélial cylindrique.

L'ensemble rappelait la structure des glandes en grappe du voile du palais. » Dans la couche sous-muqueuse du conduit fistuleux, on trouvait une autre série de glandules : « glandules microscopiques, entièrement analogues à celles qui ont été décrites plus haut, les acini étaient seulement moins nombreux et un peu moins larges, et les conduits excréteurs, recouverts d'épithélium cylindrique, plus étroits. » En somme, il existait ici une *double tunique glandulaire.*

Moins grosses peut-être, dans le cas de M. Cusset (1) (fistule branchiale secondaire, sus-sternale), les glandules étaient aussi répandues sur toute la paroi. « De distance en distance, on observe, au-dessous des faisceaux conjonctifs, dans le tissu adipeux qui y existe, des glandules extrêmement intéressantes. Elles sont représentées par des acini, groupés en nombre plus ou moins considérable, venant se réunir et s'aboucher dans un canal excréteur, qui lui-même s'ouvre sur la paroi de la cavité kystique. Chaque acinus possède un revêtement unique de cellules cylindriques claires, avec noyau volumineux. Ces cellules laissent entre elles de petits méats intercellulaires, et, au centre de l'acinus, une petite cavité qui est en communication avec le conduit excréteur. Quelques acini semblent même posséder un croissant de Gianuzzi, très rudimentaire. En un mot, ces éléments glandulaires ont un aspect et une disposition identiques à ceux des glandules du pharynx et de l'épiglotte, et il est intéressant de voir que, sous l'influence du trouble d'évolution et de soudure des fentes branchiales, les appareils glandulaires du pharynx et du voisinage du larynx peuvent se trouver dans un véritable état d'ectopie ou d'aberrance et venir se placer dans le tissu cellulaire doublant les parois d'un kyste branchial superficiel et presque sous-cutané. »

Qu'on veuille bien rapprocher les descriptions histologiques de Roth et de Chandelux de celle que nous transcrivions plus haut et de nos deux figures (*Fig.* 2

---

(1) Cusset. *Loc. cit.* — Examen histologique fait par M. Chandelux.

et 3), et l'on verra qu'il s'agit bien du même type glandulaire, celui que l'on retrouve dans les glandes salivaires, dans celles de la langue, de l'épiglotte, du conduit pharyngo-œsophagien.

A côté de ces glandes « authentiques », il faut faire une place aux *diverticules*, aux ramifications du conduit principal, aux dépressions et aux culs-de-sac pseudo-glandulaires : ce sont là, encore, des foyers de repullulation. Déjà Robin (1), dans la paroi d'un *kyste présternal fistuleux*, extirpé par Nélaton, signalait l'existence de « dépressions larges de un à six millim. sur un à quatre millim. de profondeur, » qui présentaient elles-mêmes « des arrière-fonds ou culs-de-sac, pleins d'un mucus transparent et visqueux. » Hugo Ribbert (2) a relaté un beau cas de *fistule congénitale du cou ramifiée*. C'était une fistule médiane, sus-sternale, de 3 centim. de profondeur environ, et qui fut extirpée par le Pr Trendelenburg. Le conduit fistuleux figurait un canal à trois divisions ; à l'œil nu on devinait d'autres canalicules ; au microscope, on en découvrit une vingtaine, qui communiquaient entre eux, avant de déboucher dans le conduit principal par autant de fins orifices. Dans la paroi d'un kyste congénital, cette fois, M. Dubar (3) a décelé l'existence de *prolongements épithéliaux* fort analogues, sans doute, à ces diverticules des conduits fistuleux, et qui avaient provoqué une triple récidive de la collection kystique.

Cette complexité de structure, ces diverticules et ces glandes, isolées ou en gaine péri-fistulaire, sont d'une réelle importance dans la thérapeutique des fistules congénitales. De ce que ces glandules péri-branchiales ont été jusqu'ici rarement signalées on ne saurait conclure, en effet, qu'elles sont exceptionnelles. Et, de fait, comment expliquer autrement la sécrétion, sou-

---

(1) Thèse de Demoulin.

(2) Hugo Ribbert. — *Ein verzweigte Halskiemensfistel. Virchow's Archiv*, Bd. 90, p. 536.

(3) Rapport de M. Monod sur une observation de M. Dubar, *Soc. de Chir.*, 22 juillet 1885.

vent très abondante, des conduits fistuleux (1)? Leur épithélium, pavimenteux ou vibratile, semble peu propre à une pareille exsudation liquide. Il semble donc rationnel de conclure d'une sécrétion abondante à la présence de glandes dans la paroi fistuleuse et peut-être pourrait-on décrire des *fistules sèches* et des *fistules humides*, les premières, à paroi simple, fibreuse, régulière et susceptibles de céder à une thérapeutique simple elle-même, les autres, de texture compliquée et de cure difficile.

De ces notions de structure il découle une conclusion thérapeutique générale : c'est la nécessité d'une destruction profonde du conduit fistuleux, qui porte sur toute sa longueur, sur toute son épaisseur, et même au delà. Les injections irritantes ont fait leur temps ; malgré les succès de Serres (d'Alais), les affirmations de Boinet et la place qu'elle tient encore dans la pratique de nombre de chirurgiens, la teinture d'iode n'a jamais réalisé que des oblitérations partielles et temporaires. Que pourrait-elle sur une paroi aussi complexe que celle des fistules branchiales dont nous venons de parler ? — En somme, de méthodes ayant fait leurs preuves, il n'en est que deux en présence : l'*électrolyse*, qui a été, pour la première fois, introduite dans la pratique par mon maître, Léon Le Fort, en 1885 (2) et l'*extirpation sanglante*.

---

(1) On sait que ces fistules ont été plusieurs fois décrites comme fistules salivaires. Tel ce fait rapporté par Cusset (Thèse, p. 91), et publié dans la *Gazette médicale de Paris*, de 1832, T. III, p. 339 : « Il y a, dans ce moment, à l'Hôpital Saint-Louis (service de M. Maury), une malade qui présente un cas peut-être unique dans la science. C'est une fistule salivaire, dont l'orifice extérieur s'ouvre vis-à-vis de l'articulation sterno-claviculaire droite. Cette fistule est congénitale, douloureuse à l'approche des menstrues et à la moindre émotion. Aussitôt et pour peu que la malade mange, on voit s'écouler par son pertuis presque imperceptible un liquide transparent, incolore, un peu gluant, et qui m'a paru un peu moins insipide que la salive. Cet écoulement s'arrête avec la mastication. »

(2) Léon Le Fort. — *Bulletin général de thérapeutique*, 30 juillet 1886.

La dissection au bistouri, faite par une main habile, permet seule l'éradication des diverticules et des glandules aberrantes ; sous ce rapport, c'est, dit-on, la méthode de choix. On ne l'a guère appliquée pourtant qu'à des fistules relativement courtes, souvent médianes, et l'on aurait tort de croire qu'elle ait été toujours suivie d'une guérison définitive : une ou plusieurs récidives sont l'observation courante. C'est que la dissection a été mal faite, dira-t-on ; mais, en pareille occurrence, les meilleurs chirurgiens font mal, et tous ceux qui ont poursuivi de ces trajets fistuleux, même courts, savent qu'il est toujours malaisé de bien reconnaître le cul-de-sac terminal, au milieu du sang, et de l'extirper sans l'ouvrir. Le stylet marque la voie, mais n'y a-t-il pas des coudures, des diverticules branchés à angle aigu sur le conduit principal ? Le mieux serait de tailler franchement en plein tissu et d'enlever en bloc tout le trajet. Pour les fistules sus ou sous-hyoïdiennes relativement courtes, passe encore, mais, s'il fallait mener à bien la dissection et l'éradication d'un de ces longs conduits fistuleux qui plongent sous le sterno-mastoïdien et croisent les gros vaisseaux du cou, fût-il borgne externe, comme dans notre cas (*Fig.* 1), l'opération et ses dangers, la longueur de la cicatrice, seraient, en vérité, trop disproportionnés avec la gêne minime, les accidents de peu d'importance, que provoque d'ordinaire une fistule branchiale, même à long trajet. Je ne sache pas, du reste, que, pour ces longues fistules, on ait jamais poussé jusqu'au bout ni appliqué dans toute sa rigueur la méthode de l'extirpation. Weinlechner (1) extirpe la muqueuse et cautérise, Trélat (2) dissèque une partie du trajet et traite par le *curage* le cul-de-sac terminal. Le bistouri lui-même n'est donc pas infaillible, il n'est pas sans créer quelques dangers et surtout il laisse une cicatrice d'autant plus longue que la fistule était plus profonde.

L'électrolyse, de son côté, sous la réserve d'être bien

(1) Weinlechner. — *Jarhbuch der Kinderheilkunde,* 1882. Bd. V, p. 172.
(2) Thèse de Guzman. — *Des fistules congénitales du cou,* 1886.

maniée, ne borne pas son action au revêtement épithélial du trajet fistuleux ; elle porte plus loin la désorganisation, elle s'attaque à toute l'épaisseur de la paroi. Les glandules disséminées intra-pariétales, s'il en existe, ne lui échappent donc pas ; s'il s'agit de glandules plus extérieures ou d'une glande isolée, aberrante, le conduit excréteur sera détruit et oblitéré, et l'atrophie scléreuse, suivant une loi générale, ne tardera pas, sans doute, dans la glande elle-même. Pourvu qu'elle soit énergique, l'électrolyse est donc applicable même à ces fistules de paroi complexe ; et nous ne dirons pas, avec Gorron (1), « qu'il semble douteux, si l'on se rapporte aux connaissances anatomo-pathologiques que nous possédons, que par l'électrolyse on puisse obtenir une guérison définitive, lorsqu'on a affaire à des fistules pourvues de prolongements et d'appendices glandulaires. » Nous ne croyons pas non plus, avec M. Cusset, que la présence des glandules soit une indication formelle de l'ablation au bistouri ; et, sans être exclusif, nous conclurons que la complexité de paroi des conduits fistuleux exige une intervention énergique et condamne à l'impuissance les injections, les cautérisations, etc.; — qu'il ne reste aujourd'hui en présence que deux méthodes, l'électrolyse, l'extirpation au bistouri, ou, encore, l'extirpation suivie de curage ; — que l'électrolyse, *bien appliquée*, est le procédé de choix, et cela surtout dans les fistules latérales à long trajet, qui ne sauraient être extirpées qu'au prix d'une dissection étendue et d'une longue cicatrice. — Enfin, si l'électrolyse échoue, c'est à l'extirpation sanglante qu'il faudrait recourir.

---

(1) Gorron. — *Des fistules branchiales.* Th. doct. Bordeaux, 1888.

PARIS. — IMP. V. GOUPY ET JOURDAN, RUE DE RENNES, 71.

www.ingramcontent.com/pod-product-compliance
Ingram Content Group UK Ltd.
Pitfield, Milton Keynes, MK11 3LW, UK
UKHW020501220726
13923UKWH00006B/2693

9 782019 285371